本书审定委员会

中国心理学会学校心理专业委员会　组编

中小学生防疫抗疫心理调适手册

主　编　李伟健　孙炳海　郑希付

副主编　陈海德　谢瑞波　罗品超

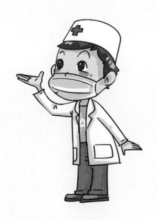

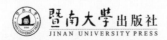

暨南大学出版社
JINAN UNIVERSITY PRESS

本书编委会

主　　编　李伟健　孙炳海　郑希付
副 主 编　陈海德　谢瑞波　罗品超
编写成员　（以姓氏拼音为序）
　　　　　　　陈尔胜　陈　虹　冯小丹　郭焕恩　黄　唯
　　　　　　　孔　宁　蔺姝玮　刘舜楠　邵雨婷　沈利红
　　　　　　　武俊儒　肖威龙　徐　亮　杨传玉　尹相文
　　　　　　　虞夏俊　张　凤　张国娣　赵　轩　周雪燕

2019 年 12 月以来，湖北省武汉市出现了新型冠状病毒肺炎疫情，随着疫情的蔓延，我国其他地区及境外多个国家也相继发现了此类病例，严重影响了人们的正常学习、工作和生活。当前，在党中央和国务院的坚强和正确领导下，全国人民万众一心、众志成城，抗击疫情。2020 年 1 月 28 日，教育部发出通知，要求教育系统面向广大学校师生和人民群众开展疫情相关心理危机干预工作，并要求认真贯彻落实习近平总书记重要指示精神，坚决做好疫情防控工作，加强心理干预，开展健康服务。

新型冠状病毒肺炎疫情给民众尤其是中小学生带来了心理危机和挑战。疫情既考验着青少年儿童的健康素养，又考验着国家的管理水平，更考验着人世间的真善美！危机时刻，只有心立，才能民安与国兴，才有青少年儿童的健康成长。此时，我们不仅要探讨青少年儿童应激状态下的消极情绪问题，还要学习应对疫情的科学心理认知和积极行为方式。驱散身心阴霾不仅仅依靠生物药品，更需要强大的心理免疫力和健康的心理素养。

教育部早在 2012 年印发的《中小学心理健康教育指导纲要》修订版中，就提出了青少年儿童心理健康教育的总目标：提高全体学生的心理素质，培养他们积极乐观、健康向上的心理品质，充分开发他们的心理潜能，促进学生身心和谐可持续发展，为他们健康成长和幸福生活奠定基础。

在疫情蔓延期间，需要学生和家长共同合作学习、健康生活，正确认识疫情下的身心反应和求助需求，提高自主自助和自我防护能力，安排好作息时间，增强调控情绪、承受挫折、适应环境的能力。中小学生的积极心态对自身健康和疫情防控具有十分重要的意义：一方面，积极平和的心态可以提高自身的免疫力，增强在疫情爆发期间对疾病的抵抗力；另一方面，还可以提高警惕，做到自觉防护，阻断病毒的传播，助力打赢这场"疫情防控阻击战"。

本书基于上述考虑，分别从防疫抗疫心理认知和防疫抗疫心理调适两个方面，为中小学生的健康生活与自主学习提供指导性建议。总体上讲，预防新型冠状病毒肺炎可以从三大环节入手，做好学校—家庭—社区的生物—心理—社会预防，即以积极心态控制传染源，用积极方法切断传播途径，采取积极行动做好自我保护。

本书由中国心理学会学校心理专业委员会组织编写并审定。由中国心理学会常务理事学校心理专业委员会主任、教育部中小学心理健康教育专家委员会委员、博士生导师李伟健教授，中国社会心理学会理事、中国心理学会教育心理学专业委员会委员、博士生导师孙炳海教授，中国心理学会理事、学校心理专业委员会副主任、博士生导师郑希付教授主编。可供中小学生自己阅读，若部分内容学生阅读有困难，则可在家长或教师的指导下阅读学习。由于时间紧迫，本书肯定存在需要不断更新和改进的地方，希望广大读者和同仁批评指正。

衷心希望本书的出版有助于全国中小学生科学战胜疫情、健康快乐成长！

林崇德
北京师范大学教授
中国心理学会原理事长
教育部中小学心理健康教育专家委员会名誉主任委员
2020 年 2 月 16 日

目　录
CONTENTS

二 防疫抗疫心理调适

一

防疫抗疫心理认知

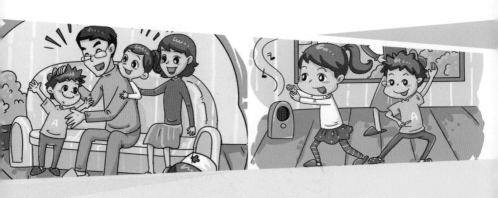

随着全国疫情的不断变化和防疫工作的积极推进，广大中小学生也相应产生了一些困惑。通过调查，我们了解到大家心里普遍存在的一些问题，主要包括以下三个方面：第一，对新型冠状病毒肺炎的基本情况及其防护措施缺乏科学的认识。例如，不了解它是什么、如何传播、如何防护。第二，对自己以及他人出现的一些新的心理和行为反应产生困惑。例如，出现了一些消极情绪，但不知道这是否正常，以及为什么会产生。第三，对防疫抗疫心理调适的概念及其作用认识不足。例如，不知道人在什么情况下需要进行防疫抗疫心理调适。在此，本书针对大家的困惑进行了专业性解答，希望帮助广大中小学生更全面、更科学地认识疫情和疫情心理。

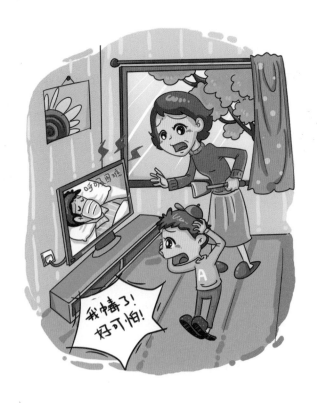

1 人人都在谈论新型冠状病毒肺炎，听起来好可怕。它到底是什么？

答：新型冠状病毒肺炎是一种急性感染性肺炎，我国卫生健康委员会将其命名为"新型冠状病毒肺炎"，简称"新冠肺炎"，英语简称"NCP"（Novel Coronavirus Pneumonia）。

2020年2月11日，世界卫生组织（WHO）发布了新型冠状病毒肺炎的疾病名字——COVID-19，其中"COVI"为冠状病毒的英文缩写，"D"为Disease（疾病）的首字母，中文可翻译为"2019年冠状病毒病"。而对于引发这一疾病的病毒，当天，国际病毒分类委员会 [International Committee on Taxonomy of Viruses（ICTV）] 将其命名为SARS-CoV-2（可译为SARS冠状病毒2号），原病毒名字2019-nCoV不再使用。

新型冠状病毒肺炎的病原体是一种先前未被人类发现的新型冠状病毒，目前有研究显示新型冠状病毒与蝙蝠SARS样冠状病毒同源性达85%以上。新型冠状病毒对紫外线和热敏感，56℃30分钟，或者使用乙醚、75%乙醇、含氯消毒剂、过氧乙酸和氯仿等脂溶剂均可有效灭活病毒。

新型冠状病毒肺炎患者初始症状多为发热、乏力和干咳，并逐渐出现呼吸困难等严重症状。从目前收治的病例情况看，多数患者预后良好，少数患者病情危重。部分严重病例除可出现急性呼吸窘迫综合征、脓毒症休克、难以纠正的代谢性酸中毒和出凝血功能障碍外，还可出现多器官功能衰竭，甚至死亡。

防御新型冠状病毒肺炎疫情的关键措施有三个：控制传染源、切断传播途径、保护易感人群。国家中医药管理局办公室、国家卫生健康委办公厅指出，各有关医疗机构要在医疗救治工作中积极发挥中医药作用，加强中西医结合，完善中西医联合会诊制度，促进医疗救治取得良好效果。对于中小学生来讲，增强对新型冠状病毒肺炎疫情的认知尤为必要。

注：本书中关于新型冠状病毒肺炎的传染源、传播途径、临床特点等信息源自 2020 年 3 月 4 日国家中医药管理局办公室、国家卫生健康委员会联合发布的《新型冠状病毒肺炎诊疗方案（试行第七版)》。

听说新型冠状病毒会人传人。它到底是怎么传播的呢?

答：新型冠状病毒主要通过呼吸道飞沫和密切接触进行传播。呼吸道飞沫传播，是指将患者打喷嚏、咳嗽、说话时的飞沫，以及呼出的气体近距离直接吸入导致的感染。密切接触传播，是指飞沫沉积在物品表面，人手接触物品后，再接触口腔、鼻腔、眼睛等黏膜组织，导致感染。此外，在相对封闭的环境中长时间暴露于高浓度气溶胶情况下存在经气溶胶传播的可能。广义的气溶胶指悬浮在气体（如空气）中所有固体和液体颗粒（直径 $0.001\mu m \sim 100\mu m$）的集合。而狭义的气溶胶指能够悬浮在空气中的更小的固体和液体颗粒。最后，由于在粪便及尿中可分离到新型冠状病毒，应注意粪便及尿对环境污染造成气溶胶或接触传播。

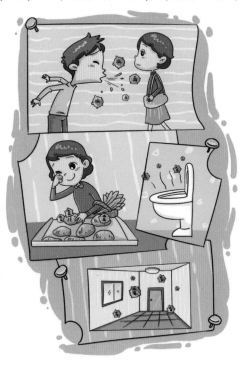

一、防疫抗疫心理认知

3 勤洗手有助于预防新型冠状病毒感染，这是真的吗？

答： 正确洗手是预防消化道感染和呼吸道感染的有效措施之一。洗手可以有效减少新型冠状病毒的传播，避免病毒通过手进入眼、口、鼻，从而进入呼吸道或消化道，侵入人体并致病。我国国家疾病预防与控制中心、世界卫生组织等权威机构均推荐用肥皂和清水（流动的水）充分洗手。即通过充分涂抹肥皂和揉搓动作，有效清除皮肤表面的污垢和微生物，防止细菌和病毒通过"手—口"传播。

此外，根据心理学上"具身认知"的观点，生理体验与心理状态之间有着强烈的联系。当我们洗净双手后，心里也会有一种被清洁洗涤的感觉，进而产生一种愉悦放松的体验。这种体验有助于降低我们对新型冠状病毒感染的担忧和焦虑。

专家说疫情期间要正确洗手，怎样洗手才是正确的呢？

答：正确洗手的方法步骤如下：

第一步：双手手心相互搓洗（双手合十搓洗5下）。

第二步：双手交叉搓洗手指缝（手心对手背，双手交叉相叠，左右手交换各搓洗5下）。

第三步：手心对手心搓洗手指缝（手心相对十指交错，搓洗5下）。

第四步：指尖搓洗手心，左右手相同（指尖放于手心相互搓洗）。

第五步：一只手握住另一只手的拇指搓洗，左右手相同。

第六步：指尖摩擦掌心或一只手握住另一只手的手腕转动搓洗，左右手相同。

日常生活中，当你在做以下事情时需要及时洗手：①咳嗽或打喷嚏后。②照护患者时。③制备食品之前、期间和之后。④吃饭前。⑤上厕所后。⑥手脏时。⑦接触过动物之后。

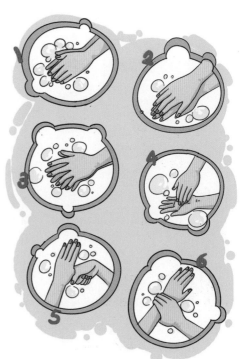

一、防疫抗疫心理认知

正确佩戴口罩就一定能预防新型冠状病毒感染吗？

答： 新型冠状病毒以呼吸道飞沫和接触传播为主，戴口罩可以通过阻拦飞沫进入呼吸道而避免感染病毒，因此正确佩戴口罩可以有效预防病毒感染。常见的口罩分为医用口罩、防护口罩和其他口罩三类。其中，医用口罩分为医用外科口罩和医用护理口罩；防护口罩分为工业用颗粒物防护口罩和医用防护口罩（如 3M 1860/1860s、9132 等）；其他口罩不建议使用。日常防护选择医用外科口罩、医用防护口罩、工业用颗粒物防护口罩即可，虽然医用防护口罩预防效果更好，但资源缺乏时，不推荐普通市民日常使用，可留给一线医务人员使用。

医用外科口罩的正确佩戴方法：①分清楚口罩的正面、反面、上端、下端。一般来说，颜色深的是正面，应该朝外。反面（颜色浅的一面）正对脸部，带有鼻夹金属条的一端应该在口罩的上方。②确定口罩方向正确之后，将两端的绳子挂在耳朵上。③用双手压紧鼻梁两侧的金属条，使口罩上端紧贴鼻梁，然后向下拉伸口罩，盖住鼻子和嘴巴。

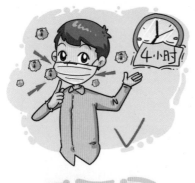

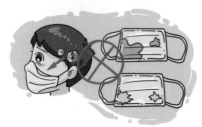

一般情况下，口罩使用 4 小时后应该更换。当出现以下情况时，应及时更换口罩：呼吸阻抗明显增加时、口罩有破损或损坏时、口罩与面部无法密合时、口罩变得潮湿或被污染时等。

6 锻炼身体可以帮助我们对抗新型冠状病毒感染吗？

答：临床医生和心理学家一致认为，运动锻炼可能是一种非常有效的非药物干预手段。一方面，运动锻炼可以提高身体的免疫力，增强机体免疫系统的效能，有益于身体健康；另一方面，运动时大脑会分泌多巴胺，令人感到放松愉悦，有益于我们的心理健康。

运动锻炼要遵循以下原则：①全面锻炼。一是尽可能使身体各部位、各系统都得到锻炼；二是练习项目和形式要多样化，以求提高整体的身心素质。②循序渐进。一是指运动强度应由小到大，在身体逐步适应的基础上不断提高要求；二是指学习动作、掌握技术要从易到难。③持之以恒。锻炼身体要形成习惯，坚持不懈。

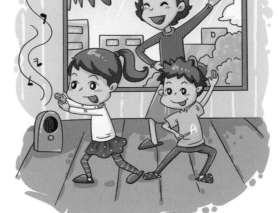

疫情期间不让大家聚集在一起，为什么呢？

答： 钟南山院士明确表示，居家隔离是切断新型冠状病毒传播最有效的途径。所以疫情期间应减少聚会、避免去人群密集的地方，以防交叉感染。新型冠状病毒的潜伏时间较长，早期症状不明显，不通过医院诊断难以确定人们是否感染。处于潜伏期的感染者仍然具有传染性。如果人员聚集，会增加空间内人员的密度，增加人与人的接触频率，加大飞沫传播和接触传播的可能性，从而导致更多的交叉感染。目前，已有大量的聚集性病例（如家庭聚集病例）证明，人员聚集、交叉感染是本次新型冠状病毒传播的重要途径。为此，我们要响应号召，减少外出，避免去人群密集的地方，外出时一定要佩戴口罩。

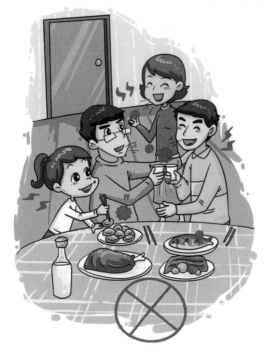

听说人们经历重大疫情时的心理活动是有规律的，称为灾害心理。灾害心理一般有什么表现呢？

答：灾害心理是一种在灾害条件下产生的心理现象，是灾害发生之后由于人们生存环境的变化及其身心创伤的体验而形成的心理行为异常反应。绝大多数经历了灾难的人都会承受一定的压力，这些压力一般会持续数天到数星期，可能会给他们带来以下三个方面的影响：①情绪影响。震惊、恐惧、悲伤、气愤、罪恶、羞耻、无助、空虚、无价值感。②认知影响。困惑、犹豫、无法集中注意力、记忆力衰退。③身体影响。疲倦、失眠、身体紧张、心悸、恶心等。

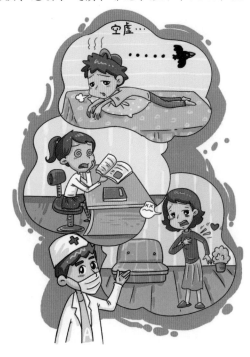

此外，灾难经历还可能导致以下心理问题或心理障碍：急性应激障碍（ASD）、短暂精神病性障碍（BPDMS）、重度抑郁或哀恸反应、创伤后应激障碍（PTSD）、神经症、心身障碍或心身疾病、药物或物质滥用等。

一、防疫抗疫心理认知

专家说疫情引发了"不良情绪"，不良情绪具体指什么呢？

答：不良情绪是指一个人对客观刺激进行反应之后所产生的消极情绪体验。常见的不良情绪主要有焦虑、抑郁、敌对、恐惧和自卑等，具体表述如下：

第一，焦虑，一种缺乏明显客观原因的不安感受或无根据的恐惧，是人们遇到某些情境（如挑战、困难或危险）时出现的一种情绪反应。

第二，抑郁，情绪低落，思维迟缓。容易胡思乱想，思维消极，精神运动性抑制，对什么事都不感兴趣，喜欢独处，不愿与人交流。

第三，敌对，莫名其妙地对他人的某些动作或行为产生厌恶或敌视。

第四，恐惧，是个体企图摆脱、逃避某种情境而又无能为力的情绪体验。

第五，自卑，低估自己的能力，觉得自己各方面都不如人，表现为对自己的能力、品质评价过低，同时可伴有一些特殊的情绪体验，如害羞、不安、内疚、忧郁、失望等。

面对疫情，以上情绪都有可能出现，只有当消极情绪强度超过一定限度或持续时间过长，才属于不良情绪。

我看到新闻里说要人们关注防疫心理调适。这是什么意思呢？

答： 心理调适是指用心理技巧改变个体心理状态，形成积极心态和健康心理品质的过程。心理调适可分为自我调适和他人调适两种。面对突然发生的重大疫情，人们难免会产生焦虑、恐惧等消极情绪。通过使用心理科学方法对人们的认知、情绪、意志等心理活动进行调节，以保持或恢复其正常心理状态，从而增强抵抗疫情的能力，这就是防疫心理调适。心理调适的目标是排除心理障碍，消除痛苦情绪，恢复心理平衡，营造快乐心境。其方法有认知调节、情绪调节、意志调节等。

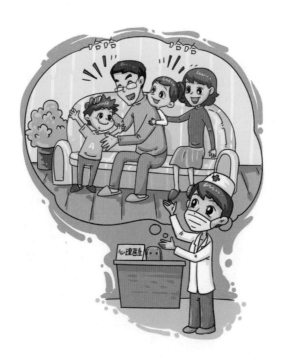

一、防疫抗疫心理认知

我家离疫区很远，周围也没有人感染病毒。我有必要接受心理干预吗？

答：心理干预是指在心理学理论指导下有计划、按步骤地对一定对象的心理活动、个性特征或心理问题施加影响，从而使之朝向预期目标变化的过程。心理干预的手段包括健康促进、预防性干预和心理治疗等。健康促进面向普通人群，属于一级干预；预防性干预针对高危人群，目标是减少发生心理障碍的危险性，属于二级干预；心理治疗针对已经出现心理障碍的个体，目标是减轻或消除障碍，属于三级干预。因此，心理干预并不只是针对新型冠状病毒肺炎确诊病人和疑似病人，普通大众也需要通过心理干预来预防心理问题的产生，促进心理健康。

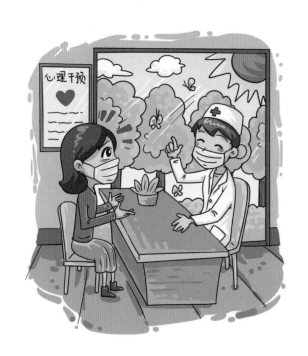

我怎么知道自己（或家人）需要进行心理调适呢？

答： 面对疫情，我们或多或少都会出现紧张、焦虑等负面情绪，这是非常正常且自然的现象，无须担心。但如果你和你的家人出现了以下症状，就说明负面情绪超出了自身的承受范围，需要进行心理调适了。①一天中大多数时间都觉得很紧张、很焦虑，并且这种状况持续了好多天，无法缓解。②情绪波动很大。③身体上出现一些不适，如头疼、

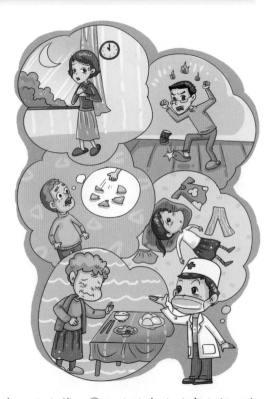

胃疼、睡眠状况下降、食欲改变等。④做平时喜欢的事也提不起精神。⑤脑海中反复出现一些不合理的想法和冲动。此时就需要及时寻求专业心理咨询师来帮助自己调适心理，以免耽误最佳的干预时机。

一、防疫抗疫心理认知

13 妈妈在家里隔几分钟就要洗手，且每次都要洗很久，她这是怎么了？

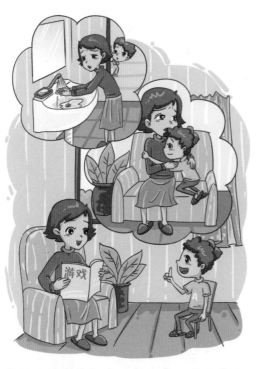

答：疫情期间，勤洗手是非常必要的，但过度频繁洗手可能是一种不正常的行为表现。你妈妈的行为可能是一种强迫性清洗，即为了消除受到细菌或脏物污染的担心而反复洗手、洗澡或洗衣服。这是由于对感染病毒的恐惧和焦虑超出了人们的承受极限，有些人会产生强烈的不安全感。反复洗手、反复消毒等行为能暂时减轻这种强迫焦虑引起的不安全感。作为家人，首先，你要理解妈妈内心的焦虑和害怕，避免指责和批评，多给予她安慰和关心。其次，你还可以通过宣传科普防疫知识，规定每天洗手的次数，邀请妈妈一起做一些放松运动等来缓解妈妈的焦虑情绪。最后，如果妈妈的症状一直没有得到好转，就要建议她寻求专业心理咨询师的帮助了。

听说身体差的人才会得病，可我身体很棒，我会被病毒感染吗？

答：心理学中有一个"乐观偏差"效应，它是指人们总是会高估自己的运气，认为好事更可能发生在自己身上，而坏事发生在别人身上的概率更高。仔细想一想，你会发现这种想法是没有科学依据的。实际上，每一个人都有可能感染病毒，与我们是什么样的人没有关系。无论是有着丰富医疗经验的白衣天使，还是身强力壮的体育运动员，如果不做好防疫措施，都可能会受到病毒的侵袭。所以，现阶段我们一定不能抱有侥幸心理，盲目乐观，要做好防疫措施，用科学的手段保护自己。当然，我们也不用因此就过度紧张，做好充分的防护、放松自己的身心是最重要的。

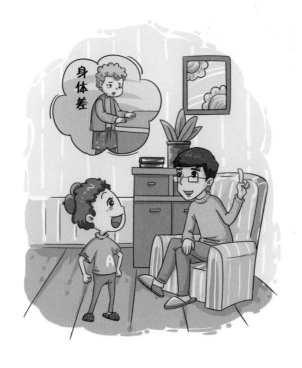

一、防疫抗疫心理认知

只要我身边的人戴口罩不被感染，我也就不会被病毒感染，那么我就可以不用戴口罩了吧？

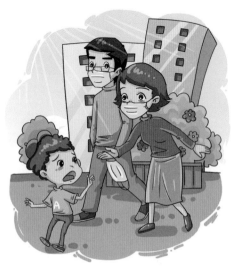

答：这样的想法是不对的。自己戴好口罩，做好防疫措施，是自我控制能力强的体现。自我控制是一项自我调节技能，拥有这项技能的个体能够明确自己的需求以及客观外在环境的状况，能够对可能采取的行为进行仔细思考，并且能够明确当前的行为抉择可能带来的未来结果。相反，如果没有足够的自我控制能力，就会认为自己无法付出意志努力来应对挫折和困难，会将希望寄托在他人身上。

此外，还需要注意一种普遍存在的责任分散的社会心理现象。当你的周围还有其他人时，防疫的责任就会分散，每个人身上承担的责任也会变小，此时更需要对自己的行为进行自我监控和调节。如果人人都想搭"顺风车"，认为疫情防控工作与己无关，只要别人戴口罩就行了，那么后果将不堪设想。所以从我做起，承担起阻断病毒传播、做好防疫措施的责任，既是对自己负责，也是对他人负责。

别人打喷嚏、咳嗽时，我就觉得自己要被
传染了。我的担心正常吗？

答：在疫情没有得到有效控制时，我们容易产生焦虑情绪，有些人甚至还会出现"疑病"症状，即表现出对自己身体健康的过度关注，对健康状况的估计与自身身体情况很不相符，并处于对疾病的持续、强烈的恐惧之中。这种猜测与担心往往会让人呼吸急促、胸闷、肠胃不舒服，这些身体反应又反过来"印证"了自己患病的猜想，让人加倍焦虑。其实，这都是"过度焦虑"惹的祸。面对这样的情况，你可以尝试用深呼吸的方法来缓解过度焦虑，步骤如下：

第一步：通过鼻腔慢慢地深吸气，吸气的时候知道自己在吸气，同时慢慢从 1 默数到 5。把手放在腹部，当你吸气的时候，感觉腹部慢慢鼓起来。

第二步：屏住呼吸，同样慢慢从 1 默数到 5。

第三步：通过鼻腔或口腔，缓缓呼气，呼气时知道自己此时在呼气。同时慢慢从 1 默数到 5，感觉腹部慢慢瘪下去。

第四步：重复上述步骤，每次持续 3~5 分钟。

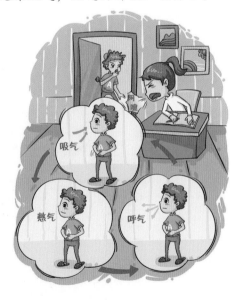

一、防疫抗疫心理认知

有人说鼠年不吉祥，听起来很恐怖。这是真的吗？

答：这是一种迷信心理，当然不是真的。迷信是指将可以自然解释的现象归因于神秘的或超自然的原因，或者是公认的将错误科学化的信仰。迷信的人容易认为原本没有关系的现象或事物之间具有因果关系。从心理根源上来分析，迷信观念的产生源于人们对自身、社会、世界和宇宙等一些领域不能做到全知全能。迷信者的许多迷信观念和行为是通过内心投射、偶然的强化、观察学习以及归因偏差等途径获得的。迷信会阻碍我们采取正确有效的手段去抵挡和抗击疫情。因此，我们应该不信谣、不传谣，打破迷信，通过科学防疫手段来保护我们。

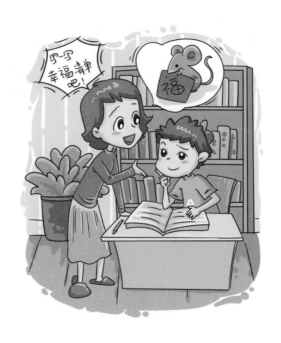

专家说保持好心情有助于抵御疾病。这是怎么回事？

答： 心理学家和生理学家研究表明，情绪对身体健康有重要影响，甚至有研究者把情绪称为"生命的指挥棒""健康的寒暑表"。情绪影响健康的原因主要有以下三个方面：第一，情绪影响机体的免疫力。现代医学认为，良好的情绪可使机体生理机能处于最佳状态，使免疫抗病系统发挥最大效应，抗拒疾病的袭击。而处于消极情绪状态的个体，体内抵抗病毒的免疫细胞的活性降低，这使得平时的潜隐病毒重新活跃。第二，情绪影响内分泌系统。已经有诸多研究表明，情绪的改变会影响甲状腺、肾上腺素的分泌以及会影响脑垂体分泌激素。长期处于消极情绪状态，会导致机体内分泌紊乱，进而危害健康，产生疾病。第三，情绪影响神经系统。如果经常处于消极情绪状态，个体很可能会出现失眠、头疼等症状，重者甚至出现神经衰弱、精神障碍。实际上，除了这三个方面，情绪还会影响心血管系统、消化系统等。因此，面对疫情，我们还是要有乐观的态度，保持好心情，为身体健康保驾护航。

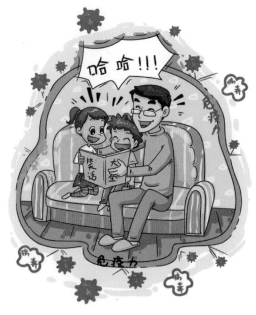

一、防疫抗疫心理认知

我最近经常看到"PTSD"这个词，它是什么意思？

答： PTSD 是创伤后应激障碍的英文名称"Post-traumatic Stress Disorder"的缩写，正式命名于美国精神病学会（American Psychiatric Association，APA）1980 年出版的《精神障碍诊断与统计手册》（DSM－Ⅲ）。

PTSD 是指经历了强烈的创伤性应激事件后出现的一种反应性精神障碍，主要表现为个体心理、生理上的一系列临床综合征。个体通常是在创伤事件后经历一段无明显症状的潜伏期才发病。潜伏期从几日、几周到数月不等，但大多在 6 个月之内。PTSD 的临床表现为：①反复体验创伤性事件（如侵入性的回忆、反复出现的噩梦）。②回避与创伤性事件有关的刺激和情感麻木。③警觉性增高（如过度警觉和惊跳反应）。④其他表现，如药物或物质滥用、自伤、攻击性行为等。

目前，PTSD 的心理干预主要采用认知—行为治疗、暴露治疗、精神动力学治疗以及眼动脱敏和再加工等方法，且需要在专业心理从业人员指导下进行。

都说"无知者无畏"，了解新型冠状病毒肺炎及其传播风险后，会不会让人更加害怕？

答：这是一种错误的认识。"无知者无畏"出自《论语·季氏篇》第十六。孔子曰："君子有三畏：畏天命，畏大人，畏圣人之言。小人不知天命而不畏也，狎大人，侮圣人之言。"就是指什么都不知道的人也就什么都不会害怕了。但是在当前的全媒体时代，不可能有人对新型冠状病毒肺炎疫情的严峻性和危害性一无所知。与其掩耳盗铃，自欺欺人，不如正视自己内心的恐惧。只有随着我们对新型冠状病毒肺炎的认识不断深入，才能做好防护，将感染风险降到最低，慢慢就不会那么紧张和害怕了。并且只有专业医疗人员对这一新型疾病不断加深认识和了解，探索研发出高效药物和治疗方法，才能最终战胜疫情，完全消除新型冠状病毒对人类的危害。

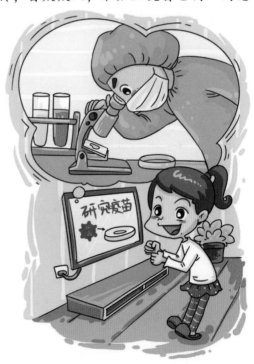

一、防疫抗疫心理认知

网上流传"初一抢口罩，初二抢大米，初三抢酒精"。我很好奇人们为什么要抢购呢？

答：当疫情突然出现在人们面前，而人们对疫情的相关信息知之甚少，且疫情的发展又不确定时，就会造成人们对疫情的担心和恐慌。疫情发生后，既有人抢购口罩、酒精等医用物资，也有人在囤积大米、面粉等生活必需品，这些都是人们的从众心理在"作怪"。从众心理是指由于群体的引导和压力，个体在认知、言行上不由自主地与多数人保持一致。这是一种普遍的社会心理现象。抢购行为的背后是民众对于疫情的担忧和未来生活不确定性的恐惧。当人们遇到不确定性的情景时，会习惯性地从周围他人的身上寻找行为参照，并尽量与大多数人的行为保持一致来获取安全感和归属感。所以，当看到有人开始囤积生活用品时，大家便纷纷效仿，引发大规模的抢购行为，希望通过囤积一些物资给未来的生活多一重保障。事实上，在党和国家的坚强领导下，在数千万奋战在一线的工作人员们的共同努力下，疫情一定会得到有效控制，切勿盲目跟风去抢购任何物资。

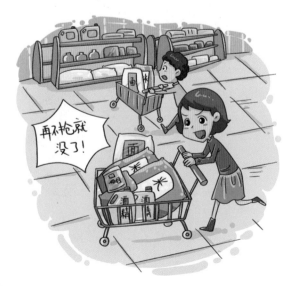

再不抢就没了！

听说人们在受到疫情冲击时特别需要社会支持，那么什么是社会支持呢？

答：当疫情冲击人们的心理时，拥有良好的社会支持对人们的心理健康非常重要。社会支持是指人们在自己的社会关系网络中所能获得的物质和精神上的帮助和支持。

社会支持一般可分为两类：一是客观的、实际上的支持，比如个体得到物质上的援助或者直接帮助；二是主观的、情感上的支持，比如个体得到他人的理解、关怀、安慰、尊重等。

心理学研究表明，社会支持具有缓冲作用。即一些灾难性事件会直接导致人们产生消极的心理反应（如焦虑、恐惧、退缩等），但社会支持会像缓冲器一样，缓冲灾难性事件对人们心理的消极影响。在这次疫情中，如果个体获得了较好的社会支持，例如在物质上得到防护口罩等，在精神上得到来自家人、朋友、医生、社区工作人员等的关心和鼓励，那么他就会降低因疫情导致的消极情绪，增强战胜疫情的信心和能力。

因此，在这次疫情发生过程中，一方面，我们要积极主动地寻求社会支持，避免自己的心理受到灾难性事件的不良影响；另一方面，我们也要主动向他人提供社会支持，帮助他人降低灾难性事件对其心理的不良影响。

一、防疫抗疫心理认知

听说乐观的人更容易战胜挫折、战胜新型冠状病毒，那么乐观的人有哪些特征呢？

答：乐观的人往往把消极事件、消极体验、挫折或失败归因于外在的、暂时的、特定的因素，倾向于认为这些因素不具有普遍性，是可以改变的。其主要具有以下四个特征：①对积极因素的敏感性强。不管处在积极的还是消极的情境中，乐观的人都能从中找到积极的因素，让自己拥有积极的情绪体验。②有坚定的积极信念。乐观的人始终坚信，世界都是美好的，未来发生的一切也都是好的，相信疫情会得到有效的控制。③有强大的心理弹性。生活中，我们总会遇到各种各样的困难或困境。乐观的人具有强大的心理弹性，能在困境中调整自己，积极应对，越挫越

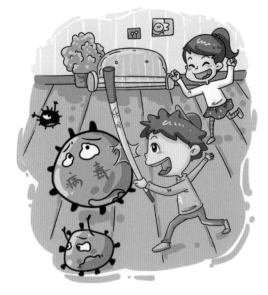

勇，坚持不懈地努力解决问题。④有丰富的心理资源。乐观的人拥有更丰富的心理资源，例如，对防疫持积极的态度，对未来充满希望。当疫情来袭，他们可以调动这些心理资源，游刃有余地去应对疫情所带来的困境，这使得他们有足够的自信去迎接各种挑战。

开学后，当我们看到受疫情影响的新型冠状病毒肺炎治愈者时应该说些什么或者做些什么？

答：新型冠状病毒肺炎治愈者在这次突发危机事件中，承受了来自四面八方的压力，内心交织着如疼痛、恐惧、孤单、愤怒、焦虑等各种复杂的负面情绪。虽然他们已经治愈出院，但仍然需要时间去消化这一段艰难的经历。因此，作为同学和朋友，我们最应该做的就是给予他们理解和共情，积极主动地向他们提供支持性的陪伴，这样才能增强他们的心理正能量。我们可以这样做：①真诚地关注他们，留意他们通过语言和非语言表达出来的应激反应，倾听他们的内心感受，让他们有机会把心理感受说出来。②坦诚地表达自己的感受，但不作评判，让对方感受到被关注、被尊重、被理解。③学会换位思考，积极表达友善的意愿。其实，新型冠状病毒肺炎事件让我们每一个人都遭遇了一些负面体验，不仅仅是新型冠状病毒肺炎治愈者，我们每个普通人都比任何时候更需要亲朋好友之间的守望相助。任何微小的慰藉，甚至只是提供支持与安慰的尝试，都弥足珍贵。

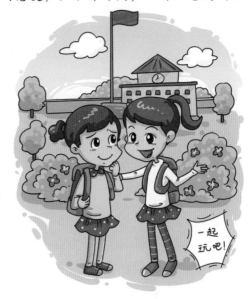

一、防疫抗疫心理认知

新型冠状病毒肺炎疫情让我们明白了哪些道理？让人类更应该注意些什么？

答： 新型冠状病毒肺炎疫情用沉重的代价教会了人类或许早就应该懂得的道理，那就是要尊重自然、敬畏自然、保护自然。据报道，新型冠状病毒的来源有可能是野生动物，并且这次疫情肆虐可能与蝙蝠有着密切的联系。蝙蝠由于其携带170多种病毒，如埃博拉病毒、SARS病毒、冠状病毒、马尔堡病毒等，号称"病毒之王"，并在自然界中被其他动物捕食使得其他动物也成为携带病毒的中间宿主。人类捕杀蝙蝠或者病毒中间宿主时，病毒可能就会通过手、口、眼传播给人类，并引发人与人之间的传播。这是大自然对人类破坏生态平衡的惩罚，也是野生动物们无声的控诉。但是，总有一些人为了满足口腹之欲而猎食野味，给传染性病毒以可乘之机，最终导致人类疫情的肆虐。人类是大自然中的一部分，我们必须保持与自然界的和谐与平衡。一旦这种平衡被打破，必将导致灾难的发生、悲剧的重演。

疫情期间让大家进行网络学习，我很好奇网络学习有什么好处？

答： 网络学习是推进学生自主学习、终身学习的一种趋势。无论是传统教学还是网络教学，最终的目的都是培养我们学会学习、解决问题、勇于创新的能力。网络学习在这三方面具有得天独厚的优势：①网络学习可以共享全国、全球的优秀教学资源，让我们进入名师课堂，激发我们更透彻、更深入地理解和应用知识的能力。②网络学习更易于实现少教多学，减少填鸭式、灌输式的反复讲解，便于我们随时随地搜集信息，有利于整合知识和解决问题，从而真正培养学生学会学习的能力。而传统课堂可能受制于现有知识的学习，难以较深入地解决问题。③网络学习形式自由，对地点、时间的选择更富有弹性。网络学习对不懂的内容可以反复收看，对解决不了的问题可以反复查阅资料，从而有利于培养学生的时间管理能力，促进自主性与个性化的发展，提升创新能力。

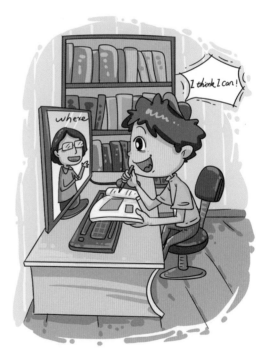

一、防疫抗疫心理认知

二

防疫抗疫心理调适

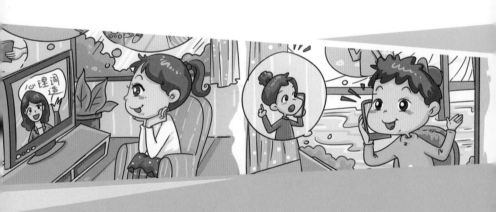

通过第一部分的阅读，我们对疫情与疫情状况下人们的心理现象有了一定的了解。接下来我们将具体介绍中小学生该如何运用心理调适的方法和技巧来调节因疫情产生的消极心理反应。经过前期调查，我们了解到中小学生的心理健康和学习状态这两方面受疫情的影响最大，出现了一些普遍性问题。比如，产生了一些消极的想法或不合理的信念，导致了焦虑、恐惧、愤怒、抱怨、自责等消极情绪，出现了回避、退缩等行为，遇到了学习动机降低、学习计划难以执行、学习效率低下等困境。这些问题的解决需要借助专业的心理学知识。我们针对每一个问题进行了分析并提供专业的心理调适方法和技巧。学会这些专业的心理调适方法和技巧，不仅可以进行自我心理调适，还可以帮助身边的人形成健康的心理。

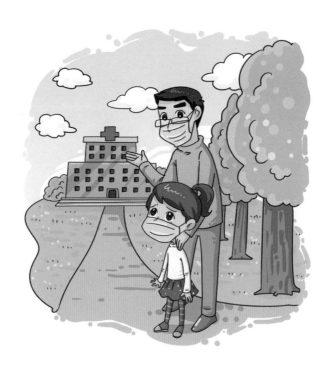

除了拨打心理援助热线，还有其他办法调整自己的情绪吗？我该怎么办？

答：第一，合理安排作息时间是疫情期间心理调适的重要内容，同学们可通过看书学习、开展小实验和尝试小制作等途径，让自己忙起来，全身心倾注于学习与探究中，从而迅速摆脱不良情绪的困扰。第二，通过深呼吸、运动等方式放松自己。第三，通过看电影、听音乐等方式转移注意力。第四，可以向家人、朋友倾诉，

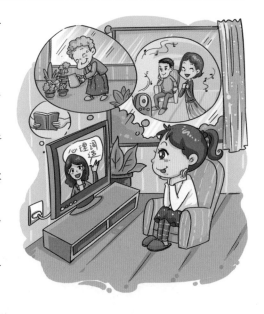

得到他们的鼓励和支持。第五，书写日记，记录心情，与自己不合理的想法"辩论"，等等。当然，如果这些办法都不管用，可以拨打心理援助热线寻求专业帮助，也可以联系你们学校的心理辅导老师。

二、防疫抗疫心理调适

2 新闻里让大家戴口罩、少出门，可长辈却一直不听劝。我该怎么办？

答：长辈们可能会根据以前的生活经验来判断当下的疫情，但又由于是首次遇到这种新型冠状病毒而低估了其感染的严重性。作为青少年儿童，我们一方面可以用各种数据、图片形象地对长辈们讲解疫情形势；另一方面可以充分地向他们表达担心："您如果感染我会很担心的！"此外，也可以利用身边或附近被感染的病例来提醒他们提高危机意识。要做好反复劝说的心理准备，保持耐心。

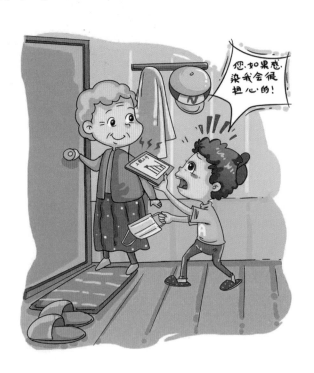

3 妈妈看了新闻变得很紧张，搞得我也紧张起来。紧张的情绪竟然会"传染"，我该怎么办？

答： 是的，情绪是会在人与人之间"传染"的，这种"传染"之所以会发生，是因为人们天生就有感受他人情绪的能力，即"共情"的能力。共情是人们在遇到困难时彼此支持的基础。你之所以会被妈妈的情绪影响，是因为你主动选择关心妈妈，和妈妈一起分担紧张和压力，并不是被动地染上了坏心情。所

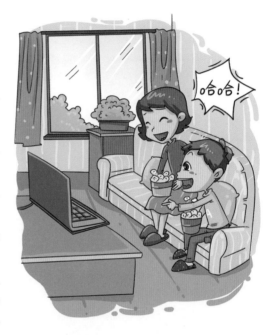

以，你可以和妈妈沟通信息，基本态度是既要高度重视又要避免过度紧张。你还可以和妈妈一起做一些释放紧张情绪的小活动，如做些家务劳动、看看喜剧片以及试着从不同的角度解读这次新型冠状病毒肺炎疫情，从中找到一些积极的、可能为生活带来改变的信号。

二、防疫抗疫心理调适

网上有很多与疫情有关的新闻，看完心里很压抑，但又忍不住总想去看。我该怎么办？

答：为抗击疫情，全民居家隔离，这使得我们对信息的渴求亟须在网络空间得到释放。于是，刷手机成了每天的主要活动：微信朋友圈、微博的更新速度明显加快、关注度明显增加，各类聊天群里发言频率明显提高。当我们看到与疫情有关的图片、视频、文字时，不可避免地会产生悲伤、焦虑、恐惧等负面情绪。这些负面情绪会使我们感到身体不适，同时又反过来促使我们不断查看疫情进展以确认自己是否安全。这样一来，负面情绪再次被强化，甚至导致抢购大米和双黄连口服液、囤积酒精与消毒液等一些非理性行为。

为什么会如此呢？从进化心理学的角度看，人类大脑的负性偏向加工机制使人类能从负面信息中预知环境的潜在危险，进而更好地适应环境而得以生存，而网络空间信息的多源化和人类加工能力的有限性加剧了这种现象。在全民居家隔离时期，这种效应更为明显：人们往往更能记住并传递负性事件，并将一些模糊的中性事件传播为负性事件。许多宅在家的普通民众实际上并未真正接触到新型冠状病毒肺炎，对疫情的认识也大多基于二手或多手转载过的网络信息。网络阅读的"不求甚解"，漫无目的的转发和非理性传播，加剧了这种负性偏向心理。因此，部分网民的非理性行为可能是负性偏向心理导致的结果。

综上所述，我们可以采取以下措施，改善负性情绪，抑制不断刷手机的冲动：第一，我们可以限定自己上网查阅新闻的次数，筛选新闻来源，如把"随时看新闻"改成"每天只看一次"权威媒体发布的"可靠信息"，减少负面信息的输入。第二，重点关注正面消息，对自己进行积极的心理暗示，增强对战胜疫情的信心，如在传播信息之前，"暂停10秒钟"，思考一下自己接下来的行为是否受到负性偏向心理的诱导。第三，转移注意力，从"云关注"到"现实关注"，从事一些滋养身心的有意义或放松的活动，比如运动、阅读、烹饪、插花或其他艺术活动等。

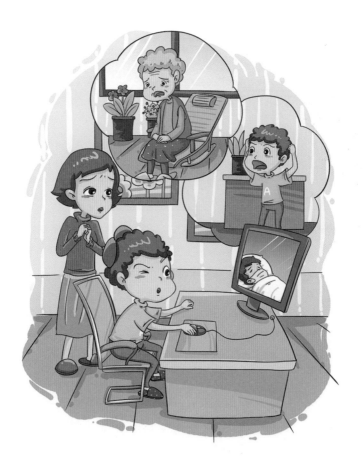

看到各种关于疫情的信息，我最近总梦到自己感染了病毒甚至死亡。我该怎么办？

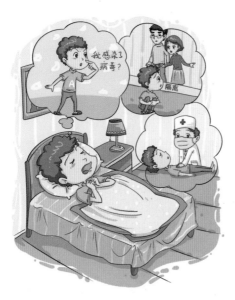

答： 快速的信息传播可以让人们更快地了解疫情，但网络上的碎片化信息，如不完整的背景介绍，片面化的解读，以及人类认知过程中的负性偏向效应，导致人们更容易焦虑、恐慌。俗话说："日有所思，夜有所梦。"你的梦境可能是你白天的消极情绪的反映。白天的你看到很多有关疫情的新闻，大脑接收了大量有关"病毒""隔离""抢救"的信息，到了晚上，这些信息就会出现在你的梦境中。如果你经常梦到这些，那就需要做一些适当的调节。首先，你可以将白天的关注点放在学习与成长等与疫情无关的正向信息上，做些有意义的事情。其次，你可以减少查阅疫情新闻的次数和时间。再次，你可以问问自己："我担心的问题是实际存在的吗？它发生的概率有多大？如果它有可能发生，那我们可以做些什么来应对它？"最后，你可以在睡前通过积极想象、音乐放松、正念（即有目的、有意识地关注、觉察当下的一切，却不作任何判断、分析和反应，只是单纯地觉察它、注意它）、冥想等方法，让自己在舒适与宁静中进入睡眠。

6 听说很多人感染病毒死了，我就整天胡思乱想，担忧亲人朋友也遭遇不测。我该怎么办？

答： 的确，每一次病毒的传播都不可避免地带来一定的伤亡，但这并不代表所有人都会遭遇不测。第一，你要对这次新型冠状病毒引发的肺炎有科学的了解：这次疫情属于突发性传染病引发的公共卫生事件。这种病毒是新型的，没有疫苗与特效药，所以主要靠切断传播途径与提高自身免疫力来对抗。因为它属于呼吸道传播疾病，戴口罩、减少外出、尽量不接触他人对于预防感染十分有效，所以国家才采取封城、居家隔离、延长假期、延期开学等一系列措施。做好规范的防护就能远离疫情。第二，你可以在每日资讯中，留意事实和数据，根据事实，判定自己的担忧是否合理，提醒你的亲人朋友做好防护措施，避免关注过分描述焦虑、渲染情绪、增加恐慌的信息。第三，可对照确诊标准关心亲人朋友的身体状况，当出现可疑症状时，及时到当地指定的发热门诊或定点医院就医，并向社区报告。第四，当你忍不住胡思乱想时，可以大声地对自己喊一声"停"，然后想想让你安心的人、事、物，或者在想象中完成一件你期待去做的事情并把它记录下来。

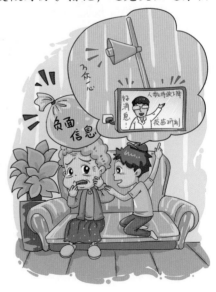

期盼已久的亲子出游因为疫情取消了，我很沮丧。我该怎么办？

答：期盼已久的亲子出游被迫取消，沮丧是正常的，你的爸爸妈妈肯定也同样沮丧。现在全国人民都在与这场疫情做斗争，我们中小学生能做的，就是尽量不出门，保护好自己，控制疫情的扩散。在目前的情况下，你可以开动脑筋想一下：亲子活动除了出游之外，还有哪些形式？比如在家中与父母一起看相册、一起看书、一起锻炼身体等，既能增进亲子关系，又能预防病毒侵害，还能学到知识。你可以挑选你喜欢的形式和爸爸妈妈一起活动。

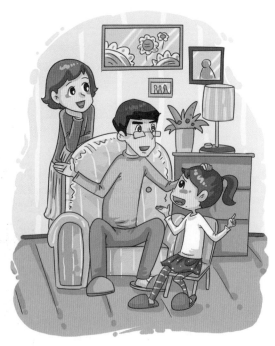

疫情发生后不能去电影院或游乐园，不能过个好年，都是武汉人害的，我的想法对吗？我该怎么办？

答：这个想法是"观察者效应"的表现。"观察者效应"是指当我们作为观察者去评价他人的时候，总认为那些不好的行为是他人导致的，忽略了环境对一个人行为的影响。尽管现在推测病毒可能是由吃野味的人传播开来的，但这毕竟尚无定论，而且吃野味也是个别人的行为，它只是发生在武汉这个地方。

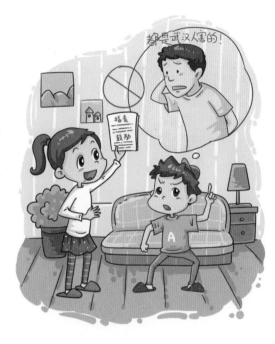

武汉人是指所有生活在武汉的人，你知道武汉的人口有多少吗？截至 2019 年末武汉户籍人口 908.35 万人，流动人口 510.30 万人。绝大多数武汉人和我们一样也是受害者。假如你是武汉人，听到别人的指责时会有怎样的感受呢？听到鼓励和安慰的话时又有什么感受呢？把这些感受记录在本子上进行比较，相信与之前相比，你会有不同的体悟。

二、防疫抗疫心理调适

9 小伙伴想来我家玩，答应他怕引起交叉感染，不答应他又怕失去这个朋友。我该怎么办？

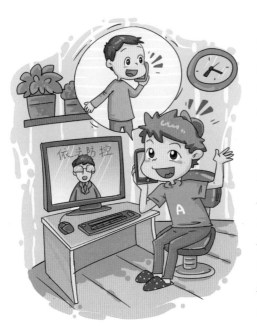

答： 根据国家疫情防控工作的相关法律法规，现在大家都要少出门、不聚会，保护自己的同时阻断病毒的传播。因此，必须拒绝小伙伴上门的请求，你们必须各自待在自己的家里。尽管如此，你们还是可以一起玩耍，只是需要借助电话或网络。你可以和小伙伴商量选择通过什么方式联络、玩什么，比如约定每天打一个电话聊聊天、讨论讨论寒假作业，或者通过微信分享自己看到的好书、好剧，或者把自己画的画分享给对方，等等。

爸爸妈妈让我每天都待在家里，不许出去玩，我感到很烦躁。我该怎么办？

答： 整天都待在家里确实很无聊、很难熬，再加上疫情的消息一条接一条，总想出去散散心、透透气。但是换个角度想一想，如果想要立刻享受旅行、外出的快乐，就可能增加被病毒感染的风险。与其付出巨大的代价，不如延迟满足，让自己获得更高的安全保障。另外，心理学研究显示：单调重复的刺激容易引起疲劳，

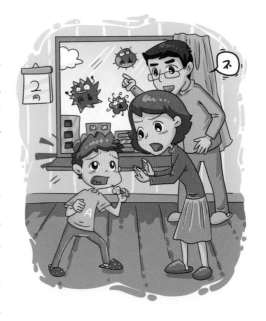

所以，不要总是刷手机、打游戏、查看疫情进展，你可以调整作息时间，让自己的生活有规律，劳逸结合。同时，从普通的事件中找到特别的意义可能会让你格外高兴。比如，写一写或画一画"宅"在家的自己，弹一曲自己喜欢的歌曲，写一篇自己欣赏的小文章，都可能有助于缓解烦躁。也可以做做健身操，通过锻炼增强免疫力。用文学、艺术、运动等方式宣泄情绪，使得这段时光在人生的长河里值得回味。

二、防疫抗疫心理调适

我最近白天睡不醒，晚上睡不着。想做作业又提不起劲，想出门又担心个不停。我该怎么办？

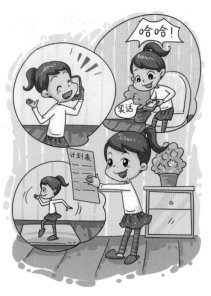

答：有数据表明，疫情开始后有大约10%的人会出现抑郁情绪，表现为对生活失去兴趣，什么都不想做，还有失眠、食欲衰退、心情低落等症状。如果你正处于这种状态，先不要担心，这是人类遇到紧急事件的正常应激反应。那么，我们该如何改善这种情况呢？建议如下：①接纳自己的情绪与感受，认识到产生这种反应表明你的身心是敏感的、有觉察的。②寻求社会支持，和好朋友电话聊天，分享一些有趣的笑话或经历，把情绪宣泄出去。③规律作息，保证睡眠，保持较好的身心状态。④设定小目标，列一个计划表，做好时间管理，丰富当下的生活。⑤适当运动，增加身体活力，提高抵抗力，排解负性情绪。⑥如果以上方法都不能帮你改善心情，可以拨打心理咨询热线，向专业的心理咨询师寻求帮助和干预。

因为疫情，学校延迟开学了。一方面我感到很开心，希望疫情晚点结束，这样就可以在家多玩几天；另一方面我又为自己的这种想法感到羞愧和内疚，觉得自己很坏、很自私。我该怎么办？

答： 我们每个人心中都住着两个"小人儿"，一个"小人儿"崇尚自由，爱玩、调皮、喜欢偷懒，另一个"小人儿"却有着强烈的责任心和正义感。此时你的内心，这两个"小人儿"正在激烈地斗争。其实，无论哪个"小人儿"，它们的诉求都是有意义的。人人都向往轻

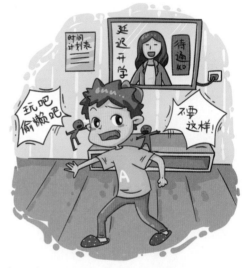

松的生活，爱玩、爱自由是人类的天性。但是道德感也不可缺少，它是推动人类社会进步的动力。其实，你并不希望疫情给祖国和同胞带来伤害，你只是想拥有更多的休息玩耍时间，所以不要责怪自己，允许自己好好享受在家休息的时光，同时也要做好"假期有限"的准备。你可以列一张时间计划表，把你想做的事情合理安排并一一付诸实践，让自己有张有弛地度过延期开学的这段时光，那么当假期结束时，你一定会品尝到充实满足的好滋味！

二、防疫抗疫心理调适

因为疫情防控工作需要，经常有各种电话和短信来询问我的各种信息。我担心自己的个人隐私没有得到保护。我一点安全感都没有了，真担心以后信息会被人利用。我该怎么办？

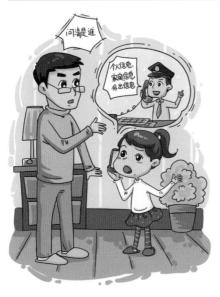

答： 你有这样的担忧是十分正常的。我们看到过很多关于信息泄露的新闻，自然也会担心这次我们的个人隐私是否会被泄露。但我们还是要更清晰地认识信息收集这件事，才能更好地缓解我们的担忧，并做出适当的行为。第一，我们要认识到在这个防疫的特殊时期，地方政府通过电话和短信等方式收集信息，从而进行全方位管控，这是疫情防控的有效手段，我们要积极配合。第二，我们要知道政府部门收集到的信息是比较安全的，因为政府内部有追责制度，如果我们的信息被泄露，会追究个人及整个部门的责任。第三，我们要有防范意识，要甄别收集信息的人是否真的属于政府部门，谨防上当受骗。特别是当对方要收集关于我们的微信号和银行卡号等敏感信息时，更要提高警惕，及时向父母报告，有必要时也可以选择报警。

14 疫情发生后，经常看到管理人员要严管，而有的人却因为不服管而硬闯路障或与管理人员打架，就不能相互体谅吗？我该怎么办？

答： 此类事件的发生与两个因素有关。第一是情绪调控能力。一个情绪失控的人，很容易被一些事件击垮，也容易被环境和他人击败。善于调控自己的情绪，是一个人最重要的心理素养。调控情绪不是压抑自己的情感，而是通过合适的情绪调节方式，改变消极情绪，避免消极情绪转化为不当行为。第二是共情。共情是一种理解

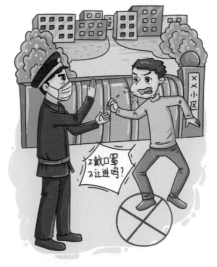

他人经历的事件、想法和感受并作出恰当回应的能力。在疫情防控紧张局势下，作为民众，要站在政府管理人员的角度，将心比心，认识他们工作的初心，理解和感受他们工作的难处，多向他们表达对他们的理解、感激和敬意。作为政府管理人员，也要站在民众的角度，倾听他们的合理诉求，理解他们不良情绪产生的原因，感受他们的不良情绪。双方都做到相互共情。当我们学习知晓了个体的情绪调控和共情可以化解此类事件的发生，首先，我们自己要做到这两点，积极配合政府和社区的管理；其次，我们还要积极地向身边的亲人、朋友、邻居做好宣传讲解，共同携手，努力维护和支持疫情防控工作。

停课不停学，整天上网课，我每次都是听着听着就想睡觉。我该怎么办？

答： 面对突如其来的各种网课，很多同学跟你一样，会觉得迷茫，不知道要学习什么，提不起精神，出现了走神、打瞌睡等现象，这是缺乏学习目标的缘故。学习目标是指学生在学习中所追求的预期结果。学生可以通过调控自己的行动，使学习活动维持稳定的方向并指向目标的实现。因此，你需要明确学习目标，激发内在的学习动机。听课前，你可以先预习，梳理学习内容，了解知识的重点和难点。然后，根据自己的实际情况，确定每节课的学习目标。在明确的学习目标指引之下，你将可以更好地注意老师所讲的内容，提升听课的效率。与此同时，当实现了学习目标时，你会从中享受成功的喜悦和学习的快乐。让自己在学习过程中产生积极的情绪体验，不仅可以提升听课效率，还有利于自己产生进一步学习的需要，提高学习的兴趣。除了每一节课的目标，你还可以根据知识掌握情况，制定更加长远的学习目标，比如每周学习目标、假期学习目标等。不断地挑战自我，提高学习效率，让自己拥有一个充实、快乐的假期。

对小区进行封闭式管理，只能凭证进出，感觉失去了自由。我该怎么办？

答： 政府对小区进行封闭式管理，是当前特殊时期采取的一种暂时性但又有必要的手段，这样才能有效阻断病毒传播，抑制疫情蔓延。但由于日常生活习惯被打破，个人需求无法得到满足，我们难免会感到心情不畅，这也是人之常情。心理学家曾做过一个经典的棉花糖实

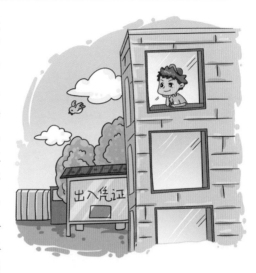

验，研究儿童是否会放弃当下的物品诱惑，而去追求未来更高的回报，这就是"延迟满足"能力。研究结果发现，具有"延迟满足"能力的儿童，未来的发展都比较好。现在我们面临的就是一次棉花糖实验。我们想要自由，这是当下的诱惑，而现在小区采取封闭式管理，我们被迫延迟了当下的满足，但是可以得到未来的健康回报。所以，封闭式管理就相当于一次"延迟满足"，它要将我们当下想要的"满足"延迟，换回未来更大的"满足"。所以，请你接受挑战，借此机会锻炼提高自己的"延迟满足"能力，这样，未来你就有能力追求更多的快乐，取得更大的收获。

二、防疫抗疫心理调适

17 因为防疫，我只能待在家里上网课、做作业，学习效率远不如以前。我觉得特别没劲、特别烦躁。我该怎么办？

答： 今年的寒假一延再延，在未知期限的假期里，我们需要面对陌生的网课，完成相当于在校期间的学习任务。由于学习方式的改变，在充满各种干扰的家里想要保质保量地完成学习任务实属不易，这让我们每天都充满焦虑，十分烦躁。如果要摆脱这种烦恼，提高在家学习的效率，我们不妨试试下面的方法。首先，我们可以与任课老师和父母商量制定每一门课的具体而明确的"跳一跳就能够得着"的学习目标，可以是一天的短期学习目标，也可以是一周甚至半个月的长期目标。其次，在具体目标的指引下，我们需要制订出一个切实可行的学习计划，可以按照在校学习时的安排制订每一天的学习计划，做好时间管理。最后，制订完成计划的奖惩措施并严格执行。这样我们就可以在老师和父母的监督之下，按照学习计划，落实好每一天的学习任务。除此之外，我们还可以通过老师的指导，掌握每一门课、不同类型知识的学习方法，做到会学、善学。那么，经过一段时间的实施之后，相信你一定能够高效地利用假期时间，高质量地完成学习任务。

18 疫情发生以来一直宅在家里，每天跟父母大眼瞪小眼，互相看不顺眼，甚至还经常吵架。我该怎么办？

答：的确，疫情发生后，待在家里的时间比过去更多了，与父母的接触沟通也更多了。当然，有接触就会有矛盾。可能每次与父母冲突，你会不好受，也会后悔和内疚。实际上，不只是你和父母会遇到这样的问题，很多家庭在居家隔离时也有类似的情况发生。那么，怎样与父母沟通可以避免亲子冲突呢？你可以从以下三个方面来尝试：第一，学会倾听，了解父母。作为两代人，你与父母之间肯定有很多的差异。你可以换个角度想，若不是疫情，平常哪有这么多时间与父母相处？所以你要珍惜机会增进了解。与父母沟通时，耐心倾听，真正理解父母想要表达的意思。第二，用合适的形式表达自己的想法。根据你和父母的特点，你可以选择面对面交流、微信、书信等方式与父母沟通，恰当地表达你的想法，让父母更好地了解真实的你。第三，选择恰当的沟通时间。与父母沟通时，你要选择你和父母都心平气和或愉悦的时间，保障你们的沟通有效进行。

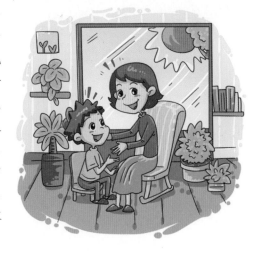

二、防疫抗疫心理调适

19 疫情发生以来，我看到老师既要负责报送我们的信息，又要给我们开课。我担心这种长时间超负荷工作会累垮老师。我该怎么办？

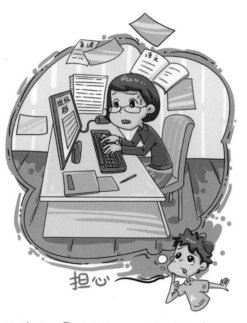

担心

答： 首先要感谢你对老师的关心，如果你的老师知道有学生这么关心体谅自己，一定会感到很欣慰。不过，你也不必过分担心，我们每个人在遭受重大压力和危险时，都会通过运用自身所具有的潜在能力和优良品质，迅速恢复正常心理状态并成功应对压力，这就是心理弹性。你可以建议老师通过以下方法来提升心理弹性：①调整认知，将压力情境视为提升自己能力的机会。②给自己打气，树立战胜困难的信心。③制定目标和计划，选择高效的问题解决策略。④寻求家人、朋友、同伴等人的帮助和支持。⑤为自己的所作所为寻找意义和价值。如果某天你遇到了挫折情境，同样可以尝试用上述方法来帮助自己提升心理弹性，渡过困境。

防疫在家，我也想好好学习，但是每次拿起手机就放不下，一不玩手机就很焦虑。我该怎么办？

答：你可以试着采用系统脱敏（即通过循序渐进的过程逐步消除焦虑、恐怖状态及其他恐惧反应的行为疗法）的方法，有计划、循序渐进地摆脱对手机的依赖。系统脱敏的基本原则是交互抑制，即每当不玩手机就焦虑时，便采取一些行动来抵消这种焦虑，那么慢慢地不玩手机就不会再引起焦虑。系统脱敏分为以下三步：第一步是建立焦虑等级。按照焦虑程度由低到高的等级顺序，列出在哪些情况下不玩手机会产生焦虑，比如，1 = 刚吃完饭，2 = 刚做完作业，3 = 听到有同学在玩手机……10 = 睡觉前。第二步是找出一种可以对抗焦虑的办法，比如大声朗读文章、闭目冥想、深呼吸放松等。第三步是实施系统脱敏。从最低的焦虑等级开始，比如，刚吃完饭不玩手机就焦虑，此时就采用第二步办法对抗焦虑，成功坚持下来后及时给自己奖励。当能够克服低等级的焦虑后，再用同样的办法挑战更高一级的焦虑。以此类推，直至克服焦虑。

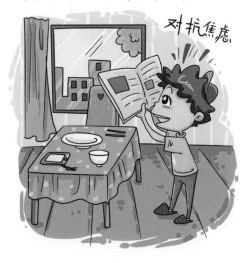

二、防疫抗疫心理调适

我也想利用这个寒假好好学习，但是不知道学什么、怎么学，我好迷茫。我该怎么办？

答：想利用寒假学习的想法非常棒。但是你有时会感到迷茫，这可能来自两方面的原因。一方面可能是因为你缺乏明确的学习目标和切实可行的学习计划，以及执行计划时受到外界的干扰。比如，铺天盖地的疫情消息不断干扰着你，让你心慌意乱，这时你需要控制看新闻的时间和次数。同时，根据学校老师的安排和自身的实际情况制订一个适合自己的学习计划，并明确每个时间段的学习内容。另一方面可能是因为你缺乏学习主动性。根据"学习金字塔"理论，主动学习的效果要优于被动学习。主动学习的方法主要有三种：一是讨论，疫情期间我们可以通过微信、电话等与小伙伴进行讨论学习。二是实践，我们可以将学习到的知识应用到日常生

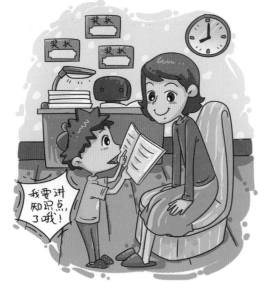

活中，例如，学习了醋可以溶解碳酸钙的原理后，可尝试制作无壳鸡蛋。三是教授给他人，我们可以将自己学会的知识点讲解给小伙伴或者父母听，以加深自己对知识的理解。这三种学习策略都是提高学习主动性的重要方法，能帮助我们对知识进行精细加工和综合运用，从而提高学习效果。

22 距离高考（或中考）越来越近，要学习的内容还有很多。我觉得我的时间肯定不够用，晚上也无法入睡。我该怎么办？

答：可以感觉到你很焦虑，这很大程度上是由于你的不合理信念导致的。情绪 ABC 理论认为，人的消极情绪和行为障碍结果（C），不是由于某一激发事件（A）直接引发的，而是由于经受此激发事件的个体对此激发事件进行了不正确的认知和评价，并因此产生的错误信念（B）所直接引起的。大考将近，各种各样的想法都有，时间不够用的想法，只是你个人对大考临近这个激发事件产生的不合理信念。如果一直抱着时间不够用的不合理信念，消极情绪和失眠症状会变得更严重。因此，你需要改变自己的不合理信念。第一，你要列出自己对考试这一事件的各种看法，列得越多越好。第二，分析其中哪些看法会减轻自己的消极情绪，哪些看法会增强自己的消极情绪，那些导致自己消极情绪的看法即不合理信念。第三，与不合理信念争辩。采取自我辩论、寻找证据等方式论证其不合理性。第四，通过询问他人等方式，寻找合理信念，替代不合理信念。

我从武汉回来后被隔离14天并没有发现感染，可是总觉得只是没有被正确诊断出来而已。我该怎么办？

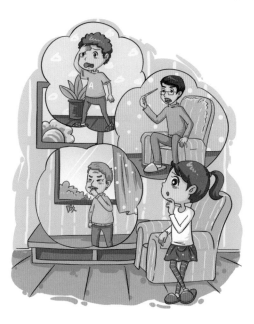

答：有调查表明，疫情开始后 20% 左右的人都会担心自己已经感染了新型冠状病毒肺炎。这往往是疫情特别重大，但人们获取的信息不够全面时的一种应激反应。特别是与新型冠状病毒肺炎发生有千丝万缕关系的时候，人们会根据有限的线索发挥自己的想象力，进行"合情合理"的"自圆其说"，将各种线索合理化，从而推断自己很有可能得病。你可以通过自我提问的方式来帮助自己确认现在的身体状态，比如问自己："我有武汉旅居史吗？""我有与新型冠状病毒肺炎相符的症状吗？""我的体温正常吗？""我隔离了 14 天后有身体异常的症状吗？"当然，现在有关这种病毒的感染规律还没有完全弄清，还在了解研究之中。如果实在消除不了自己的怀疑，最好还是戴口罩去医院进行专业的诊断，用客观的诊断报告来让自己安心。

我曾经感染了病毒，后来痊愈出院了。但我会经常想起住院那段时间的痛苦经历，十分害怕自己再次得病。我该怎么办？

答： 住院治疗的那段经历给你留下了痛苦的回忆，使你对生病感到害怕和恐惧。这也是人之常情，我们非常理解你的心情。你可以通过转移注意力的方法缓解内心的焦虑和恐惧，采用正向的思维看待此次疫情，如回忆上一次遇到危机时你是如何面对的，肯定自己应对危机的能力。当然，还有一些人，在经历创伤事件之后，会出

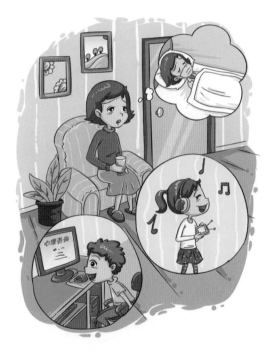

现如下情况：反复回忆创伤体验、回避与创伤事件有关的事物、情感麻木以及警觉性提高等。如果你符合以上的描述，可能有强迫症等神经症疾患，请尽快告诉家长和老师，需通过正规的渠道（登录专业的咨询中心官网查询、拨打心理咨询热线等），让专业心理咨询师来帮助你。

二、防疫抗疫心理调适

我因新型冠状病毒肺炎在医院隔离治疗，虽然医生说我是轻症，但我还是很担心自己会死。我该怎么办？

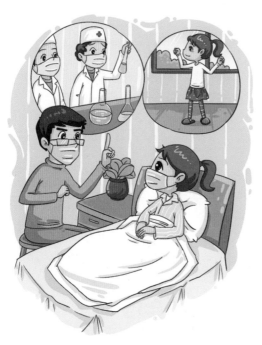

答：此时此刻的你心里一定十分害怕、紧张和孤单。换作是别人，也一定会有类似的担忧。但是，根据权威医生和专家介绍，新型冠状病毒肺炎大多数都是轻症，与过去的 SARS 病毒相比，虽传染性更强，但致死率更低。因此，大部分疾患是能够治愈的。而且，目前全国的医学力量都被集中起来攻关，这是你能痊愈的有利条件之一。你正当年轻，身体素质较好，这是你能痊愈的有利条件之二……你还能找出更多的有利条件吗？试试看！另外，在隔离的日子里，你可以尝试想象你的好朋友、家人在你跟前，他们会说些什么来安慰你、支持你呢？把这些话说给自己听。

我隔壁一家被居家隔离了，我觉得自己真倒霉。我该怎么办？

答：我们经常会有一种"自己最倒霉"的感觉，这种感觉实际上是一种认知上的"错觉"。通常我们最清楚自己的遭遇，但不太容易看到别人的"倒霉"，结果就是，我们每个人都感觉自己是世界上最倒霉的那个人。很显然，比起你那被隔离的邻居一家，你的生活自由度比他们高，感染的风险比他们低。你觉得自己倒霉，其实一是你觉得自己运气差，二是你感到恐惧，担心由此感染上病毒。邻居被隔离并不一定会给你带来很糟糕的影响，相反，可以让你提高警惕，把防护措施做得更扎实。现在的疫情防控效果表明，只要个人做好规范的防护，就能远离疫情。因此建议你，首先，接受自己的恐惧，遇上危险有恐惧是正常情绪，恐惧可以帮助我们远离危险。其次，采取规范的自我保护行为，比如在疫情期间尽量不出门、不串门、不聚餐，外出时做好佩戴口罩、勤洗手等个人卫生。当然在做好防护的同时，如果能对居家隔离的邻居给予力所能及的帮助，给他们多打打气、多关心支持，说不定你反而会感觉轻松很多，并建立积极乐观的心态呢！

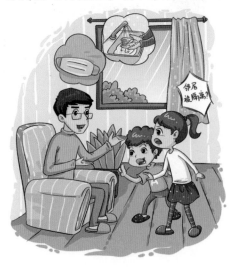

我的妈妈被医院隔离了，我非常害怕再也见不到她了。我该怎么办？

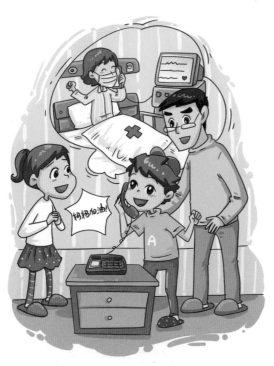

妈妈加油！

答：这说明你非常担心妈妈的安全，非常害怕失去她。当我们遇到不可控的事件时往往会夸大可能存在的不利因素。医院隔离你的妈妈是为了给她专业的治疗，并控制疫情。当前的科研报告与临床实践表明，大部分新型冠状病毒肺炎患者是轻症，是可治愈的。如果有可能，你可以定时给妈妈打电话或发信息，向她表达你对她的关心和爱。你的关心与鼓励有助于妈妈更快康复。如果暂时联系不上妈妈，也不要着急，你可以向爸爸或其他家人说一说自己的想法，大家的相互倾诉可以有效缓解自己的过度担忧与紧张。

妈妈说奶奶因为新型冠状病毒肺炎去世了，我始终不能相信这是真的。我该怎么办？

答： 你一定很爱你的奶奶，她的突然离世，让你一时难以接受，悲痛、难过、震惊、害怕，甚至后悔、自责……多种复杂的情绪一股脑儿地涌现出来，作为孩子的你，难以承受。为了减轻这种巨大的冲击，你的大脑自动地"假装"这件事不是真的。通过否定这件事，缓冲由此带来的巨大痛苦，以获取心理上暂时的安慰。亲人去世，这样的痛苦与悲伤需要我们经历一

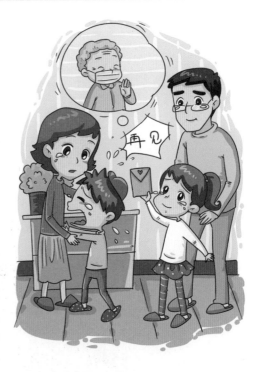

个过程才能面对。允许自己没这么坚强，允许自己大哭一场，同时可以寻求爸爸妈妈的帮助。等情绪缓和一些后，给奶奶写一封信，把你的心情统统写下来，表达对奶奶的沉痛哀思，最后对奶奶好好说一声"再见"并送上最真诚的祈愿。

29 爸爸主动申请到隔离病房工作，我不想让他去，但我又觉得自己很自私。我内心充满了矛盾，我该怎么办？

答：首先我看到了一个深爱着父亲的好孩子！你担心爸爸的健康，希望爸爸不要去冒这个风险，这是你对爸爸的爱与关心，是宝贵的亲情。同时你还是一个很有道德感的好孩子！你知道爸爸肩负的责任，所以为自己的"一己私欲"而内疚自责。所以，请不要怀疑自己、否定自己。告诉爸爸你爱他，叮嘱爸爸一定要照顾、保护好自己，同时告诉爸爸你为他感到骄傲。

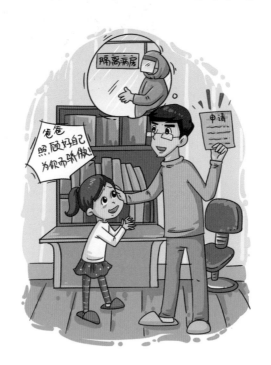

我因旅游被"封"在武汉城里，回不了家。同学们得知后都叫我千万别回来了，我觉得很伤心。我该怎么办？

答：我能理解你的感受，本身你也是"受害者"，在武汉正忍受着担心、着急、害怕的复杂情绪，很希望能得到他人的安慰和支持。遗憾的是，同学们的反应让你失望、伤心，感觉"被排挤"。请让我们"换把椅子坐一坐"：假如你的同学被隔离在了武汉，你会产生哪些想法呢？也许你也会有一丝担心和忧虑吧？

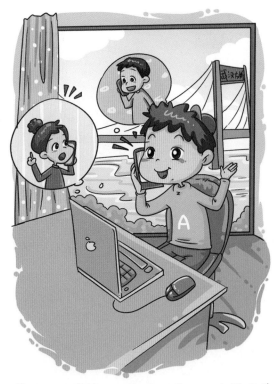

所以，同学们的反应也算是人之常情。一方面，你可以告诉同学们："你们放心吧，我会'乖乖'待在武汉，你们也要少出门。"另一方面，还可以把你所看到的、感受到的事情与他们分享，我想你的同学们一定有浓厚的兴趣。

二、防疫抗疫心理调适

31

看到很多人都在说"都是武汉人害的"，作为武汉人的我感到非常难过和委屈。我该怎么办？

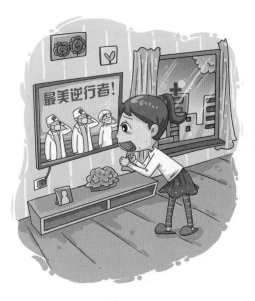

答：社会上出现这种埋怨，在一定程度上可以用自我防御机制中的"转移"来解释。疫情的出现打乱了人们的日常生活、学习和工作，人们为此感到焦虑、烦躁，甚至愤怒。当这些情绪无处释放时，疫情的爆发地武汉以及武汉人就成了人们攻击的对象。实际上，无论是武汉人还是外地人，我们都是人类，都是病毒的受害者，只不过在这个特殊事件中，武汉人或武汉变成了病毒的隐喻，进而承载了人们对病毒的愤怒情绪。因此，一方面，应理性认识人们当下的愤怒与埋怨；另一方面，应从自身做起，科学防疫，健康作息，戴口罩，勤洗手，少出门，多通风，如有身体不适，应及时就医。

妈妈说家里的猫也可能携带病毒，要把猫送走。我该怎么办？

答：猫是一直陪伴着你的朋友，我相信你一定不忍心把它送走。但妈妈的做法也是出于保护你和全家人安全的考虑，实属无奈之举。其实此时你可以这样做：设法说服妈妈接受你的建议，比如寻找科学证据来证明家养的猫是安全的，承诺与猫保持适当的距离，保持室内卫生与通风，以消除妈妈的担忧。如果妈妈实在

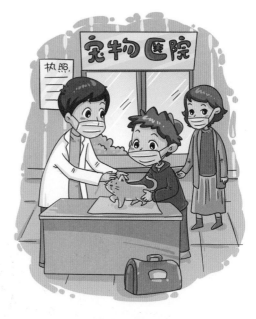

放心不下，也可以把猫送到专门的宠物医院进行检查和防疫，这也是一种对小猫负责、对自己和家人负责的做法。

爸爸在医院夜以继日抢救新型冠状病毒肺炎患者，小区居民却因为害怕爸爸携带病毒不让他进小区。爸爸是为了保护大家啊，这些忘恩负义的人让我恨得咬牙切齿！我正常吗？我该怎么办？

答： 你说的现象在现实生活中确实存在，在社会心理学中，存在公平规范和互惠规范的概念。公平规范是指一个人所获得的报酬应和其付出对等；而互惠规范是指人们应该帮助那些帮助过自己的人。但小区里的人却没有遵守这两种规范。爸爸冒着生命

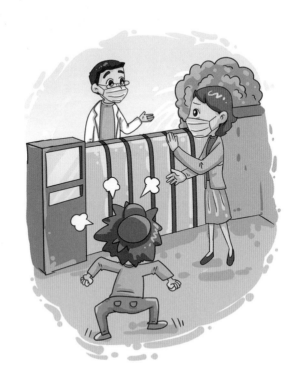

危险在一线抢救病人，本是英雄行为，却被小区居民认为可能沾染病毒而被拒之门外，这令你感到痛心、不满和愤怒。作为家人，有这些情绪是很正常的反应。但换个角度看，在特殊的疫情时期，一部分居民因为过分恐惧和慌乱而失去了理性思考的能力，采取了一些不恰当的"自我保护"措施，这也是可以理解的。对此，一味地愤怒并不能真正解决问题。此时合理的对策有三种：一是设法改变小区居民的想法和做法，通过适当的沟通方式，如采取列举事实、情绪唤起、辩论说理、换位体验等方法对小区居民进行劝说，让他们看到爸爸的贡献，用理性克服对爸爸的恐惧，从而改变对爸爸的错误态度。二是改变自己的不合理认知，找出自己观念上存在的理想化、绝对化等认知偏差，主动加以修正和调整，这样有助于自己理性地解释小区居民的行为，从根本上去除产生负面情绪的根基。三是采取有效措施改变自己的负面情绪，如通过倾诉、呼喊、写日记、适量运动等方式，将愤怒、委屈等负面情绪释放出来，避免因过分压抑而导致心理创伤。此外，在这一特殊时期，多陪伴、多关心爸爸，为他提供温暖的情感慰藉，让爸爸知道你们是他坚强的后盾，这也是为抗击疫情做出了自己的贡献。

我听说不少人屡屡违反防疫抗疫的规定，让我们处于危险之中。这些人真是不道德，我恨他们。我该怎么办？

答：心理学家弗洛伊德认为，人类与生俱来拥有两种本能：生本能和死本能。生本能是一种渴望生存的、发展的本能；而死本能是一种趋向毁灭和侵略的本能。死本能向内投射就会攻击自己，比如伤害自己；向外投射则表现为伤害、攻击他人或社会。现实中，确实有些人不遵守防疫规定，在疫情面前不按规定做好自我防护；有些人隐瞒自己的接触史，与他人密切接触，无意中传播了病毒；甚至还有个别人明知自己已经染病，还故意在公共场所散播病毒。这些人的死本能压制了生本能，做出违反社会道德规范的行为，着实让人气愤。面对这些反社会的不道德行为，任何一个有良知的公民都会感到愤慨，你对此感到愤怒恰恰是你具有正义感的表现，是符合社会公德的行为。但与此同时，在向这些不道德行为表达我们的愤怒和谴责的同时，也要提醒自己两件事：一是要合理、适度，谨防过激，不要超越法律允许的限度，让原本正义的行为变成攻击他人的行为。二是要合理调节自己的情绪，提高自我监控能力，更大地发挥生本能的建设性作用。在谴责反社会的不道德行为的同时更要给自己敲响警钟，督促自己遵守防疫规定，做好防护措施。

疫情刚发生时我每天都积极关注，渐渐地我对疫情漠不关心了。我是变得麻木冷血了吗？我该怎么办？

答： 从年前到现在，我们时刻关注疫情，情绪被不自觉地卷入。但渐渐地，在忍不住刷新闻的同时，我们开始感到莫名的厌烦，不想参与讨论。你说的现象其实很多人都有，从开始的高度关注到现在的莫名厌烦，感到海量的信息已经看不过来了，朋友圈的讨论也没有兴趣参加了。其实这不是冷血，只是我们陷入了"共情疲劳"。共情疲劳也被称为"次级创伤"，是指由于在短时

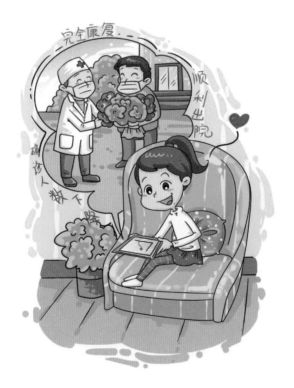

间内高强度地接收大量不幸的信息，而产生麻木、冷漠、厌烦、愤怒的心理状况。它是大脑的一种自我保护机制，在情绪耗竭时提醒自己："你累了，是休息一下、照顾自己情绪的时候了。"所以，如果觉察到自己无法负载更多信息时，你可以尝试以下的方法进行自我调节关怀：第一，主动控制信息源，减少负面信息的输入渠道，甚至暂时隔绝疫情信息，直至情绪逐渐恢复正常。第二，调整好自己的生活节奏，安排好活动内容，在限制外出的条件下，使每天的生活内容尽量丰富一些。第三，尽量争取更多的社会支持，与朋友、同学、老师保持适度的联系，尽量从他们身上得到理解和鼓励，吸取更多的正能量。

由于防疫，道路封闭，我奶奶一个人住在老宅那边，体会不到我们的关心，我们很担心她。我该怎么办？

答：许多危机事件来得突然，没有足够的时间让我们做好准备。越是这种时候，越考验我们的心理素质。奶奶年纪大了，又一个人住在老宅，日常起居和情绪情感等都令人担心，但你们因为客观情况无法前往照顾，为此感到担忧、自责和焦虑，这是人之常情。不要让这种情绪淹没自己，试着冷静下来，想一想有没有其他人可以帮忙照顾奶奶？比如，打电话给老宅那边的村（居）委会工作人员，和他们讨论奶奶的特殊情况，拜托他们代为照顾奶奶，并转达你们对奶奶的关心。也可以每天定时和奶奶通电话、视频聊天等，随时了解奶奶的情况，表达你的担心和安慰。在这个特殊时期，在国家和政府的指导下，警察、社工、村干部等都在努力地维护着普通百姓的日常生活保障，他们都是我们可以求助的对象。没有人是一座孤岛，虽然我们和奶奶暂时见不到面，但我们不是"一个人"，在我们的身边，一直都有着温暖和支持。这是我们永远不灭的希望。

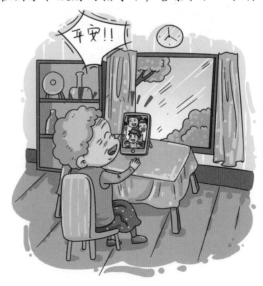

二、防疫抗疫心理调适

家人感染病毒住院，我什么忙都帮不上，感觉自己很没用。我该怎么办？

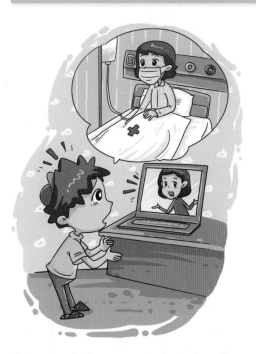

答：非常能理解你因帮不上忙而产生的无力感。面对这样的情况，很多人都会产生和你一样的感受。我们可以采取一些心理调适的技术来调节自己。第一，改变自己的想法。你是不是认为，家人生病住院，你理应守在他们身边，照顾帮助他们，否则就不是一个好孩子？实际上，你可以试着换个角度这样想：家人在医院接受专业的治疗，我在家照顾好我自己，不给家人增添麻烦，是对家人最大的帮助和安慰。第二，如果条件允许，可以通过电话、微信等表达你的关心和安慰。同时，寻求他人的支持。可以向亲戚、朋友、老师等人倾诉你的这些消极感受，从他们那儿获得关怀、鼓励、安慰和支持。这会降低你的消极感受。第三，书写心情日记。以叙事的形式记录你近期的心情，这样不仅可以缓解你的消极情绪，还可以等你家人出院回家以后，与家人一起分享你的心情日记。

38 我被通知要求隔离，我真是不敢想象那将会有什么样的结果。我该怎么办？

答：在你被通知隔离后，你的内心一定经历了巨大的波澜，在如此巨大的压力事件面前，每个人都会处于一种应激的状态。此刻，你一定会出现认知能力受限（头脑不灵光了）和注意力不集中，感到难以置信，手足无措，并且伴随焦虑、恐惧、抑郁、愤怒等应激的情绪反应。可以说这些都是正常的反应，情绪和认知反应是对异常压力的适应性反应的一部分。因为被隔离，你不仅要时刻担忧自己是否会被这种可怕的病毒所感染，而且还被突然限制了自由，从而会出现上述的情绪和想法。如要改变这种状况，你可以尝试以下这些方法。首先是学会调整自己的想法。比如隔离不是惩罚，反而是一种保护。此外，由于被隔离，你面对的是一个不明朗与不确定的处境，各种担心与忧虑也会出现。这些心情是伴随着"患得患失"的念头而来的，最好尽快改变这些想法。如若不能，也可以适当转移注意，不让其盘踞于脑海中。其次是合理安排生活作息。在隔离期间，让自己生活规律化，尽量把生活节奏维持在一个合适水平，比如有学习时段、娱乐时段、运动时段、进餐时段和休息时段，等等，从而增加自己对生活的控制感。再次是寻求社会支持。面对如此险境，你不必过分强求表现镇定，以免过度压抑。如果你此刻感到愤怒与焦虑，或者恐惧与孤独，你都可以通过观看电视、手机等了解这方面的科学知识或向身边的亲人、朋友、医生等寻求支持，以此来增强信心、抗压性与意志力。

爸爸是警察，奋战在抗疫的最前线，他不回家我很想他，他回来我又怕他把病毒带回家，我的想法是不是很自私？我该怎么办？

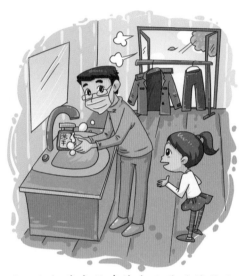

答：日常生活中有一种现象很常见，比如说想吃好东西，但又嫌贵；想表现自己，又担心表现不好，等等。在心理学中，这叫"趋避冲突"。你既想念爸爸，又怕他带回病毒影响家人，就是"趋避冲突"。这是一种常见的心理现象，并不代表你是自私的人。在"趋避冲突"里，人们其实很清楚自己要的是什么，就是"趋"，但又会不自觉地聚焦于"避"，因而感到烦恼和纠结。要想处理好"趋避冲突"，先要看到自己真正的需求，学会放下对"避"的纠结。渴望与爸爸相聚是你真正的心理需求，而有一些简单有效的措施恰好可以解决你的担心：比如提醒爸爸将外衣外裤放到通风处、用洗手液洗手、用消毒纸巾擦拭手机和钥匙等，这些方法都能有效防止病毒传播。有时候，解决办法就在眼前，我们却因为担心害怕而视而不见。所以，当下一次再遇到"趋避冲突"时，问一问自己："在什么情况下，或是当满足什么条件时，我想的事情就可以实现呢？"

我曾相信双黄连口服液可以预防新型冠状病毒肺炎而到处传播。开学以后，我发现这是谣言，这真的让我羞愧难当，抬不起头来，不敢去上学。我该怎么办？

答：我想，你感到羞愧可能是因为你认识到了自己的错误，不敢去上学可能是因为自己有羞愧感，而且担心别人发现你犯错之后不接纳你，是这样吗？你可以通过以下两个方法来试着调节自己的心态。第一，学会悦纳自我。实际上，感到羞愧说明你是个很有自我觉察力的人。但同时你也要觉察到，那个时候自己也并不知道那是谣言，因为在那时很难甄别这是真的还是假的。不光是你，那时候有很多成人也像你一样做了。要理解当时的自己并不是故意传播谣言，勇敢接纳自己因无知而犯的错误。第二，尝试询问朋友对自己的看法。心理学中有个"假想观众现象"。有时人们会错误地认为自己所做的事情被很多人知道和关注，就像感觉自己站在舞台中央被很多观众观看。你不敢去上学可能也是因为你误认为很多人知道和关注你传播的谣言。所以，你可以多询问朋友对你传播谣言这件事情的看法。或许你会发现他们并没有那么关注你这件事情。另外，通过询问后也很有可能发现，他们很理解你当时所做的事情，并没有鄙视你。

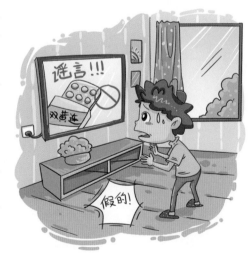

二、防疫抗疫心理调适

开学后，我从疫区回学校上课。我总觉得同学们跟我相处不是冷嘲热讽就是故意排挤我。我该怎么办？

答： 首先，你要明确一点：回疫区不是你的错，你没有做错任何事情。你可以找机会向大家解释自己已经按规定隔离观察，无相关症状。你和周围的人都是安全的。即使你真的被排挤，也是排挤你的同学做错了，他们戴着有色眼镜在看人。其次，你也可以想一下，自己是否存在"认知证实偏差"。"认知证实偏差"是指当个体确定了某种信念或观念时，在收集和分析信息的过程中会有一种寻找支撑这个信念的证据的倾向。当你觉得同学们对你冷嘲热讽或者排挤你时，你是否会不自觉地关注同学们与自己相处不好的信息，而忽视他们对自己的友好和善良，从而进一步证实自己的信念？你可以想一下，当你从疫区回来时，是否担心同学们对你有不好的看法？同学们哪些言行表现让你产生了"他们在嘲讽或排挤我"的想法？是所有人都会让你有这样的想法吗？还是其中个别同学？请你仔细回忆一下与同学们相处的近况，除了你感觉到个别人的嘲讽或排挤，是否还有你和同学们愉快相处的事例？也鼓励你主动与同学们沟通，了解他们对自己的态度，及时表达自己的想法。相信你可以通过真诚与同学们友好相处的。

42

父母都是医务工作者，整个假期都在抗疫，没有回过一次家。我觉得我们家真是太可怜了，一想到这件事情就会哭泣。我该怎么办？

答：这个春节对大多数人来说都备受煎熬，尤其是你这种情况。你的父母都在一线抗疫，你对他们又担心又思念。延长的假期里得不到父母的陪伴，你可能会非常想念他们，而且会伴有焦虑、恐惧、孤单、委屈等多种负面情绪。这些感受是正常的，因为你目前缺少了来自父母的重要的社会支持。在心理学上，社会支持系统指的是人在自己的社会关系网络中所能获得的、来自他人的物质和精神上的帮助和支援。当我们处于逆境时，如此次面对新型冠状病毒肺炎疫情，如果缺乏稳固良好的社会支持系统，有可能会产生各种不好的感受。但是，父母不在你身边，并不意味着他们不关心你、不爱你，只是他们目前在保护着更多的人，他们只能在心里挂念着你，无法守护在你身边。另外，父母一定还把你托付给了值得依赖的人对吗？你还有其他的亲人，还有你的好朋友。虽然现在不提倡聚集互动，但是与亲人、朋友进行电话和视频沟通都是不错的方式。如果家里有老人同住，也可以多和他们聊聊天。找一两个你信赖的亲朋好友，把自己的感受说出来，我想你一定会感觉轻松一点。

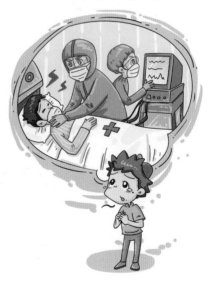

二、防疫抗疫心理调适

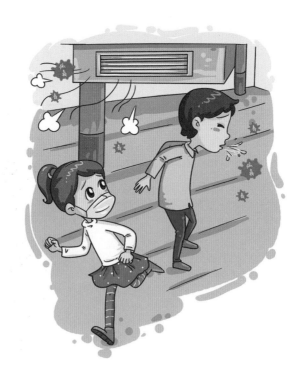

43 听说新型冠状病毒可以通过气溶胶传播，它们个头小小，能飞会飘，我开窗怕它们飘进来，不通风又不行。我无所适从，该怎么办？

答：你能积极地获取关于病毒方面的科学知识，这非常好。面对病毒的多渠道传播方式，首先要保持镇定，全面了解，积极预防。气溶胶是悬浮在大气中的固态粒子或液态小滴物质的统称。人们说话、咳嗽、打喷嚏时喷出的液滴蒸发形成飞沫核，并长期悬浮在空气中，这种固体或液体微粒属于气溶胶。它与飞沫传播最大的区别就是传播距离不同。飞沫一般在距传染源1~2米

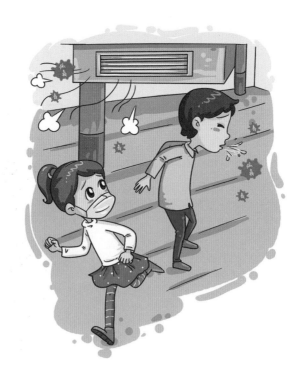

的空间内传播，而气溶胶的传播距离可达数百米。然而气溶胶传播并不意味着空气中病毒弥漫。一般环境不易产生气溶胶微粒，只有在某些特殊情况下才可能发生，如临床气管插管等专业医疗操作时。普通市民很少会接触到感染性气溶胶。中国疾控中心表示，经呼吸道飞沫和密切接触传播是主要的传播途径，在相对封闭的环境中长时间暴露于高浓度气溶胶情况下存在经气溶胶传播的可能。你可以继续跟进新型冠状病毒方面最新的信息和预防措施。在这里我们提出以下预防方式：①戴口罩、勤洗手、房间通风、尽量避免外出。②外出尽可能选择有较大通风空间的交通工具、单独隔离式工具，如自行车、私家车等。③尽量不用中央空调，防止气流携带新型冠状病毒进入室内。④可采用酒精、含氯消毒剂等杀灭病毒，减少其在环境中的数量。⑤尽量避免剧烈运动，远离不戴口罩、大口喘气的人。

各地严格防控疫情，我们全家人不能下高速。在高速公路服务区被迫停留了一周后，我都要崩溃了，这太恐怖了，我觉得我被所有人抛弃了。我该怎么办？

答： 受新型冠状病毒肺炎疫情影响，多地对高速路出口进行了管控。面对如此突然的情况，你们一定感到意外和束手无策，甚至产生"被抛弃"的感觉。确实，漂泊在外无法回家的人们，很容易产生各种负面感受。有这种感受本身是正常的。在这种情况下，你和家人都无法改变现状，因此心理调适十分重要。你们可以通过各种方法来调节情绪，以下也给出一些建议：一是要保持与家人和亲友的联系，及时知道家里的状况，也让亲人知晓自

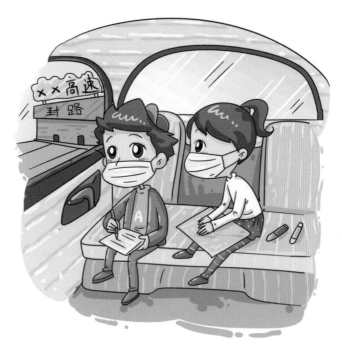

己的情况。疫情会让人们相互分隔，却无法隔断彼此的联系。二是从认知方面，对不能回家的原因进行正确归因：不能回家是因为疫情防控，是为了你们也为了更多人的生命安全，并不是抛弃了你们。三是寻求表达情绪的途径，可以通过画画、写日记等方式，画出自己的感受，记录下内心无奈、焦虑等心理，将心理感受"言说"出来。四是尽可能让自己生活得舒服一些，作息有规律。如果生活方面遇到困难，可向有关部门求助，请他们协助提供一些必要的生活保障。亲爱的孩子，不能回家只是暂时的，疫情终将过去，你和你的家人也一定能平安健康地回家！

图书在版编目（CIP）数据

中小学生防疫抗疫心理调适手册／中国心理学会学校心理专业委员会组编；李伟健，孙炳海，郑希付主编；陈海德，谢瑞波，罗品超副主编．—广州：暨南大学出版社，2020.3
ISBN 978 - 7 - 5668 - 2848 - 4

Ⅰ.①中…　Ⅱ.①中…②李…③孙…④郑…⑤陈…⑥谢…⑦罗…　Ⅲ.①日冕形病毒—病毒病—肺炎—心理疏导—青少年读物　Ⅳ.①R395.6 - 49

中国版本图书馆 CIP 数据核字（2020）第 029643 号

中小学生防疫抗疫心理调适手册
ZHONG XIAO XUESHENG FANGYI KANGYI XINLI TIAOSHI SHOUCE
组　编：中国心理学会学校心理专业委员会
主　编：李伟健　孙炳海　郑希付
副主编：陈海德　谢瑞波　罗品超

出 版 人　张晋升
策划编辑　张仲玲　武艳飞
责任编辑　武艳飞　黄　球
责任校对　刘舜怡　王燕丽
责任印制　汤慧君　周一丹

出版发行　暨南大学出版社（510630）
电　　话　总编室（8620）85221601
　　　　　营销部（8620）85225284　85228291　85228292（邮购）
传　　真　（8620）85221583（办公室）　85223774（营销部）
网　　址　http://www.jnupress.com
排　　版　广州市天河星辰文化发展部照排中心
印　　刷　广东广州日报传媒股份有限公司印务分公司
开　　本　850mm×1168mm　1/32
印　　张　3
字　　数　80 千
版　　次　2020 年 3 月第 1 版
印　　次　2020 年 3 月第 1 次
定　　价　18.00 元

（暨大版图书如有印装质量问题，请与出版社总编室联系调换）